Dieta Alcalina

Una guía completa para transformar tu cuerpo a través de métodos prácticos y científicos

(Cómo usar el dieta alcalina para acceder a fuentes de energía infinitas)

I0136091

Francisco Da-Silva

TABLA DE CONTENIDOS

Introducción

El hecho es que la mayoría de las dietas modernas hacen que nuestros cuerpos produzcan cantidades excesivas de ácido. Sí, esta es la lectura correcta. Según la teoría, el exceso de ácido en el cuerpo se convierte en grasa, lo que provoca un aumento de peso. Además de afectar nuestra apariencia, los ácidos también se han relacionado con enfermedades como la artritis, la osteoporosis, la fatiga y los trastornos renales y hepáticos.

La médico nutricionista Lindsey Duncan, quien ha ayudado a mejorar los cuerpos de artistas como Marc Jacobs, Demi Moore, y Miami Dolphin Reggie Bush, dice que puede detectar un cuerpo ácido en una habitación: "El cabello y la piel están secos, los poros de la piel son demasiado grandes, y todo empieza a envejecer prematuramente".

Entonces te preguntarás qué puedes hacer para prevenir la acidez en tu cuerpo y cómo puedes estar seguro de que la dieta alcalina es superior a otras dietas basadas en fibra o fitonutrientes. No solo podrás conocer más sobre el gran secreto de las celebridades, sino que todas tus dudas también serán respondidas a través de esta guía.

Deliziosa Salsa Di Patate Dolci

Ingredienti

- 2 porro
- 2 pizzico di pepe
- 2 pizzico di sale
- 8 patate dolci
- 2 tazza di panna acida
- 2 tazza di formaggio cremoso alle erbe

Preparazione:

1. Far bollire abbastanza acqua salata in una pentola e metterci le patate.
2. Quando le patate sono cotte, sbucciarle e poi schiacciarle.

3. Lavare e pulire i porri e poi tagliarli in piccoli pezzi.

4. Ora mescolare le patate e i porri in una ciotola.

5. Poi aggiungere la panna acida e il formaggio cremoso e condire la salsa con sale e pepe.

Guisantes Y Ensalada De Naranja

Ingredientes

5-10   cebolletas tiernas, picadas finamente
4 cucharadas de perejil picado
4 cucharadas de albahaca picada
8 cáscara de naranja, picada
agua
250 g de guisantes, remojados
2 hoja de laurel
Cebolla, picada
Jugo y cáscara de una naranja
10 cucharadas de aceite de oliva
12 aceitunas, sin semillas y cortadas en cuartos

1. Poner los guisantes, las hojas de laurel y la cebolla en una olla. Rellenar con agua y cubrir.
2. Cocine por diez minutos, luego cocine a fuego lento durante 80 a 90 minutos a fuego lento.
3. Mezclar el aceite de oliva y la cáscara de naranja.

4. Refinar con aceitunas, cebolletas y especias.
5. Escurrir los guisantes y añadir a la mezcla de aceitunas.
6. Mezclar bien y sazonar.
7. Servir y servir.
8. Naranjas como decoración.
9. Disfruta.

Capítulo 1: Para Perder Peso, Crea Un Déficit De Calorías.

La mayoría de la gente tiene miedo de contar calorías y tal vez. Es aburrido, horrible y puede crear una fijación poco saludable en tu imagen corporal y los alimentos que estás dispuesto a comer. Puede ser una forma muy restrictiva de vivir tu vida.

Al adherirse a una dieta saludable y adoptar una dieta basada en proteínas y plantas, junto con ejercicios de desarrollo muscular que queman grasa rápidamente, descubrirá que crear un déficit de calorías no es el objetivo final. difícil, ¡y no necesita ser demasiado restrictivo con su dieta!

Mientras coma alimentos que fortalezcan su cuerpo en lugar de complicar su vida y mantenga un estilo de vida saludable, crear un déficit de calorías con opciones de alimentos saludables es sencillo. Es una buena manera de asegurarse de que una dieta adecuada no resulte contraproducente.

No olvides que es preferible hacer todo correctamente. No debe intentar perder peso rápidamente con prisas. Esto puede afectar negativamente su salud física y su cuerpo. La pérdida de peso rápida puede hacer que la piel se hunda o se vuelva flácida.

Haga las cosas de forma natural, incluso si es más lento que la fácil pérdida de peso de 2 00 libras que prometen las dietas de moda la próxima semana. La pérdida de peso rápida no es saludable.

Un déficit de calorías muy saludable sería eliminar 10 00 calorías o menos de su dieta todos los días. Entonces, con lo que comes normalmente, tienes que reducir muchas calorías cuando comes o haces ejercicio y, por lo tanto, creas un déficit.

Por supuesto, como se mencionó anteriormente, combinar una dieta saludable y ejercicio es la forma más rápida e inequívoca de perder peso.

Ningún plan de dieta es perfecto, y la mayoría de nosotros somos muy conscientes de ello. De hecho, muchas dietas de moda son increíblemente poco saludables e inseguras.

Algunos de ellos pueden incluso tener efectos en la salud a largo plazo. Esto puede ser muy difícil de manejar si no presta atención a los posibles efectos secundarios de las dietas que está siguiendo.

El método más seguro y efectivo para perder peso es adherirse a un plan de alimentación saludable y hacer ejercicio regularmente.

Otras dietas, como la dieta HCG u otras que fomentan un comportamiento poco saludable, o tomar píldoras no probadas, pueden ser perjudiciales para su salud a largo plazo. En lugar de dejarse llevar por la promesa de una rápida pérdida de peso, considere todos los beneficios que la acompañarán.

Piel flácida y un sinfín de problemas de salud que harán que perder peso sea la menor de tus preocupaciones. No parece valer la pena, ¿verdad?

Recordar contar las calorías es algo que se siente compulsivo y, a veces, puede convertirse en una obsesión poco saludable, así que haz todo lo posible por recordar que lo haces por tu salud, no porque quieras lucir de cierta manera.

Asegurarse de que está buscando hacer un cambio de estilo de vida por las razones correctas es una de las formas más cruciales de garantizar que pueda realizar los cambios duraderos que necesita.

Ormone della leptina e perdita di peso
Hai provato un sacco di diete restrittive per perdere peso, ma non riesci ancora a spostare la bilancia verso il basso? Probabilmente siete già consapevoli che un piano di perdita di peso efficace è sapere quante calorie vengono assunte, meno la quantità di calorie utilizzate.

In this simple operation, leptin's significance is frequently overlooked or undervalued.
How does leptin aid weight loss?
Many individuals believe that a lack of weight loss results from a lack of discipline and willpower.
Others believe that their metabolism is sluggish or that they have a thyroid problem, forgetting that a genetic disposition may also play a role.
Furthermore, we recognise the psychological significance of food!!

Insomma il problema è veramente complesso ma in questa sede, ci focalizzeremo esclusivamente sui fattori ormonali che fino ad ora abbiamo esaminato.

Nonostante l'obesità sia un problema che vada affrontato a 6 60 gradi, tuttavia la leptina ha molto a che fare con la perdita di peso. Ricerche recenti condotte sull'obesità suggeriscono che la leptina può influenzare significativamente la capacità del corpo di bruciare i grassi e perdere peso.

Man mano che i livelli di leptina iniziano ad aumentare, l'appetito inizierà a diminuire. Al contrario, quando i livelli di leptina diminuiscono, l'appetito aumenterà.

Qui inizia il problema con l'aumento di peso!

La leptina svolge un ruolo cruciale nel regolare la capacità del corpo di bruciare i grassi, quindi quando aumenta la leptina, anche il tasso metabolico accelera. Se i tuoi livelli di leptina diminuiscono, la stessa cosa accadrà anche al tuo metabolismo.

Devi essere bravo a sfruttare il potere della leptina per essere in grado di aumentare i tuoi sforzi per perdere peso. Assicurati di consultare in ogni caso un **professionista del settore** per aiutarti a identificare e affrontare qualsiasi squilibrio nelle vie dell'ipotalamo-ipofisi. Questo squilibrio potrebbe aver influito sulla capacità del corpo di regolare la funzione della tiroide, dello stress, del sesso e degli ormoni della crescita che rendono difficile perdere peso.

La proteína es uno de los bloques de construcción esenciales del cuerpo. La proteína es utilizada por el cuerpo para construir músculo, enzimas y hormonas. El cuerpo obtiene energía de los carbohidratos primero, luego de las grasas y finalmente de las proteínas. No se puede exagerar la importancia de las proteínas en su dieta; sin proteínas, tu cuerpo comenzará a descomponer las fibras musculares. La proteína también es un ácido. La carne roja tiene un pH de 2 6 , que es mucho más cercano al del ácido de batería.

Tu cuerpo necesita proteína, no ácido. Desafortunadamente, no hay una alternativa para la proteína. Entonces, ¿qué deberías hacer? Dejar de comer proteína. No, esa no es la solución. Deberías tener una dieta balanceada de ácidos y alcalinos. Los científicos aconsejan que las personas deberían comer 80% de alimentos alcalinos y 20% de alimentos ácidos para mantener un nivel de pH saludable. Las exigencias de tu cuerpo son diferentes a las de otros. Por lo tanto, debes ingerir alimentos ácidos y alcalinos en una proporción que mantenga tu cuerpo saludable.

Para que te hagas una idea de cómo conseguir una dieta equilibrada, aquí tienes una lista de alimentos ácidos y alcalinos:

alimentos que son muy ácidos

Pescado, granos, productos lácteos, azúcar, carne fresca y procesada como carne enlatada y pavo, alimentos ricos en proteínas, refrescos y otras bebidas azucaradas. Estos alimentos son muy ácidos.

Alimentos sin ácidos

Huevos, yogur, soja, leche, ciertos tipos de vegetales como papas, miel, ciertas hierbas y especias a excepción de la nuez moscada y la mostaza, la mayoría de los cereales y frutas, por nombrar algunos. Estos alimentos son bajos en acidez.

Mirando la lista anterior, verás algunos alimentos nutricionales. Es por esto que los científicos han demostrado que los alimentos ácidos perjudican la salud, pero no son dañinos siempre que los tomes en cantidades equilibradas. ¡Trata de acercarte a la proporción de 80:20 con respecto a los alimentos ácidos y alcalinos y vive una vida saludable!

Sopa De Verduras
Ingredientes:

- 2 calabacín mediano, pelado y picado
- 2 cebolla blanca, picada
- 2 taza de florecillas de brócoli
- 10 tazas de caldo de pollo hecho en casa
- 1 cucharadita de sal marina
- 1 cucharadita de ajo en polvo
- Pizca de pimienta negra molida
- 6 tazas de tomates cortados en cubitos
- 2 zanahoria mediana, pelada y picada
- 4 tallos de apio, picados
- 4 tazas dc calabaza en cubos

Direcciones:

1. Combine los tomates, las zanahorias, el apio, la calabaza, el calabacín, la cebolla, el brócoli,
2. ajo en polvo , sal y pimienta en una olla de cocción lenta de 5-10 cuartos. Mezcle bien.
3. Vierta el caldo de pollo y luego cubra la olla.
4. Ajuste la temperatura a alta y cocine por 1-5 horas.
    a. Revuelva la sopa y sirva inmediatamente.

Vegan Fried Ube

Ingredientes:

• azúcar de palma para quitar el polvo
• agua para hervir
• 2 1 libras de ñame púrpura
• Aceite de coco para freír poco profundo.

Direcciones:

1. Para preparar el ñame: coloque el ube en un horno holandés medio lleno de agua.
2. Poner a fuego alto, poner la tapa parcialmente.
3. Hervir durante 35 a 40 minutos.
4. Retírelo del calor; escurrir bien.
5. Pelar el ñame cuando esté lo suficientemente frío; Cortar grueso en medallones de tamaño desigual.
6. Pat medallones secar utilizando paños de cocina.

7. Vierta el aceite en una sartén antiadherente a fuego medio.
8. Cuando el aceite se vuelva ligeramente ahumado, reduzca la temperatura a la posición más baja.
9. Deslice en unos pocos medallones de ñame.
10. Cocine a fuego lento hasta que se doren; unos 20 minutos.
11. Coloque las piezas cocidas en una bandeja para hornear forrada con toallas de papel para eliminar el exceso de grasa.
12. Repita el paso hasta que todos los medallones de ñame estén cocidos.
13. Cuchara las mismas porciones en platos; espolvorear azúcar de palma en la parte superior. Servir.

Batido De Jengibre

Ingredientes:

- 1 cucharada de hojas de menta fresca
- 2 taza de hielo picado
- 2 /8 de agua de coco
- 1   cucharada de raíz de jengibre fresco
- 2 /8 pepino
- 2 cucharada de semillas de chia

Instrucciones:

1. Ponga la raíz de jengibre fresco, pepino, semillas de chia, hojas de menta fresca, hielo triturado y agua de coco en una licuadora.
2. Procesar hasta que quede suave.
3. Vierta en un vaso alto. Servir

Batidos De Proteínas: Combustible Para El Desarrollo Muscular

Ingredienti:

- 1 cucchiaio di miele
- 2 cucchiaio di cacao crudo
- 2 cucchiaio di semi di chia
- 1 tazza di latte di mandorla non zuccherato
- ½ di tazza di tofu fermentato a tocchetti
- ½ di tazza di mirtilli

Indicazioni:

1. Frullare tutti gli ingredienti fino ad ottenere un composto omogeneo.
2. Versare in un bicchiere e coprire con dei mirtilli.
3. Si può gustare al cucchiaio.

Batido Energizante De Té Verde Y Espinacas

Ingredientes

500 ml de té verde enfriado
zumo de dos toronjas
400 gr. de espinaca bebé
2 aguacate pequeño

1. Mezcle los ingredientes en una batidora.
2. Agregue el aguacate pieza por pieza hasta que se forme una masa uniforme.
3. Decantar en vaso y disfrutar.

4. Sustituto de café ideal.

5. No es completamente libre de ácido, pero mucho menos ácido que el café: una buena bebida sustitutiva.

6. Hago una tetera de té la noche anterior y la dejo allí toda la noche.

Anacardos Asados

Ingredientes:

½ cucharadita de pimienta de cayena
Pizca de sal
2 cucharada de jugo de limón fresco
4 tazas de anacardos crudos
1 cucharadita de comino molido

Preparación:

1. Precalienta el horno a 450 ºF. Forra una asadera grande con un trozo de papel de aluminio.
2. En un tazón grande, agrega los anacardos y las especias y revuelve para cubrir bien.
3. Transfiere los anacardos a la asadera preparada.
4. Asa durante unos 15 a 20 minutos.
5. Rocía con jugo de limón y sirve.

Ingredientes Para El Aderezo:

6 cucharaditas de vinagre de manzana
1 cucharadita de sal marina
½   taza de tahini (mantequilla de sésamo)
1 cucharadita de aceite de sésamo tostado
2 fecha marcada
2 cucharada de semillas de sésamo
2 cucharadita de jugo de limón
4 cucharaditas de tamaris
2 cucharadita de ajo picado

Ingredientes para ensalada:

2 puñado de rúcula
½ de cebolla roja cortada en cubitos
2 taza de quinoa al vapor
2 tomate en rodajas

Preparación:

1. En una licuadora, agrega lo siguiente: 4 cucharadas 1/2 de taza de agua, luego los ingredientes restantes.

2. Mezcla bien.
3. Cocina 2 taza de quinoa en una olla arrocera o al vapor, luego deja que se enfríe.
4. Mezcla la rúcula, la quinoa, la cebolla roja y los tomates en una ensaladera, agrega el aderezo tailandés y mezcla hasta que la ensalada esté completamente cubierta. Disfruta.

Curry Verde

INGREDIENTES

2 taza de guisantes de nieve
2 col de bruselas de tamaño mediano
8   tazas de garbanzos cocidos o
enlatados
450   oz de latas de leche de coco sin
azúcar
Caldo de verduras de 5-10 pintas
2 manojo de col rizada
2 manojo de bok choy
Sal y pimienta para probar
Cilantro fresco para decorar
½ taza de aceite de coco
2   cebolla grande pelada y cortada en
cubitos
6 cdas de pasta de curry verde
2 taza de judías verdes
2   corona de brócoli grande cortada en
florecillas

PREPARACIÓN

1. Rocíe la olla grande con aceite de coco y saltee las cebollas con la pasta de curry hasta que las cebollas estén doradas y tiernas.
2. Esto tomará alrededor de 15 a 20 minutos.
3. Agregue las judías verdes, el brócoli, los guisantes, las coles de bruselas, los garbanzos y la leche de coco.
4. Combine y deje hervir a fuego lento. Espere unos 25 a 30 minutos.
5. Agregue el caldo de verduras y continúe cocinando a fuego lento hasta que todas las verduras estén tiernas.
6. Agregue la col rizada y el bok choy y sazone con sal y pimienta. Sirva y disfrute.

Deliciosos Crepes De Trigo Sarraceno

Ingredientes

4 cucharaditas de harina de soja.
Leche de almendras, de arroz o de espelta al gusto.
6 cucharadas de amaranto inflado.
500 g de harina de trigo sarraceno.
150 g de almendras molidas.

Preparación:

1. En primer lugar, pon el amaranto, las almendras, la harina de trigo sarraceno y la de soja, en un bol y mezcla.
2. A continuación, añade un poco de leche y forma, lentamente, una masa espesa.
3. Luego, hornea las tortitas en una sartén y tu desayuno estará listo.
4. Si lo deseas, puedes adornar las tortitas con fruta fresca.

Ensalada De Brócoli Supernutritiva Y Excepcionalmente Saludable Con Manzanas Y Arándanos Secos

Ingredientes:

1/2   de taza de cebolla roja, picada
2   taza de llanura, yogur bajo en grasa con bacterias probióticas
Mostaza estilo Dijon 4 cucharadas
Miel 1/2   taza
5-10 tazas de floretes de brócoli frescos
1 taza de arándanos secos
1 taza de semillas de girasol
6 manzanas orgánicas
Preparación:

1. Combine brócoli, arándanos secos, semillas de girasol, manzanas picadas, y la cebolla picada en un tazón grande.
2. Mezclar el yogur, la mostaza y la miel en un tazón pequeño.

3. Añadir aderezo a la ensalada y mezcle.
4. Enfríe antes de servir.

Zumo De Toronja Y Pomelo

Ingredientes

2 cucharadita de canela en polvo
2 cucharadita de jengibre
Unas pocas hojas de menta
2 cucharada de semillas de chía
500 gr. de espinaca
2 Toronja
2 zanahoria
4 barritas de apio
2 remolacha

1. Lave y corte bien todos los ingredientes.
2. Mezclar los jugos y mezclar todo bien.
3. Finalmente, agregar las semillas de chía y las hojas de menta (garnizada).
4. Disfruta.

Sabe delicioso sin espinacas

Ensalada De Col Tailandesa De La Variedad Fundamental

Ingredientes

4 jalapenopaprika, cortada en cubitos
Pesto de limón de un limón
4 pimientos rojos, cortados en cubitos
6 dientes de ajo molidos
2 cucharada de aceite de coco
2 cabeza de col, descortezada
2 cebolla picada
4 cucharadas de salsa de coco (o una salsa asiática de su elección)
zumo de dos limones
250 ml de leche de coco

1. Saltee los cubos de cebolla en aceite de coco.
2. Añada el ajo, la pimienta y el jalapeño. Saltee hasta que se dore.
3. Blanquear las hojas de col en agua caliente.
4. Drene el agua.

5. Mezcle la salsa de coco, la ralladura de limón y el jugo de limón con la leche de coco.
6. Mezclar las hojas de col y los ingredientes salteados.
7. Espolvorear con la mezcla de leche de coco.
8. Servir y disfrutar.

Jugo De Coco Y Agua Especiada Con Pimienta Negra

Ingredientes:

1000 ml de agua de coco
1000 ml de leche cruda de almendras
Un puñado de hojas de menta fresca
500 ml de zumo de limón
Unos cubitos de hielo
1200 g de rodajas de pepino
900 g de hierba de trigo
50 g de jengibre picado
Una pizca de sal del Himalaya
Una pizca de pimienta negra
Instrucciones:

1. Lavar todas las verduras.
2. Añadir las rodajas de pepino y la hierba de trigo a lo largo del jengibre en una licuadora.

3. Extraer sus jugos.
4. Colocar en un frasco.
5. Añadir agua de coco y leche de almendras.
6. Mezcle hasta que esté suave.
7. Servir con las hojas de menta encima.
8. Sazone con pimienta negra y sal del Himalaya.
9. Añadir cubitos de hielo.
10. Disfrute!

Tortilla Con Tomates Cherry

Ingredientes
- 200 g de tomates cherry, cortados por la mitad
- 2 taza de queso feta (cortado en trozos)
- 1 cebolla picada
- Sal
- Pimienta (opcional)
- 12 huevos
- 2 cucharada de albahaca fresca picada
- 2 cucharada de cebollino fresco, picado
- 2 cucharada de mantequilla

Procedimiento:

1. Derrita la mantequilla en una sartén a fuego medio-alto.

2. Agrega la cebolla a la sartén y sofríe.

3. En un bol batir los huevos, la albahaca, el cebollino, la sal y la pimienta.

4. Cuando la cebolla se haya dorado, vierte la mezcla obtenida en el paso anterior en la sartén.

5. Luego agregue los tomates cherry y el queso picado, cocine por 5-10 minutos.

6. Disfrutar ¡tu comida!

Ensalada De Cheeto

Ingredientes

- 250 g de queso suizo cortado en trozos pequeños
- 6 tazas de lechuga romana picada
- 1 taza de tomates cherry cortados por la mitad
- 2 taza de pepino cortado en cubitos
- 4 cucharadas de crema
- 4 cucharadas de mayonesa
- 1 cucharadita de ajo en polvo
- 1 cucharadita de cebolla en polvo
- 2 cucharadita de perejil
- 6 huevos duros y en rodajas

Procedimientos:

1. En un tazón pequeño, mezcle la crema, la mayonesa y las hierbas para crear el aderezo.

2. Coloque el pepino, los tomates, la lechuga, el huevo y el queso suizo en un plato.

3. Vierta el aderezo creado en el paso 2 sobre la ensalada creada en el paso 4, mezcle todo junto

4. ¡Disfrute de su comida!

Caprese Con Salsa Al Basilico

Ingredienti per 6 porzioni:

Condimenti

- 2 cucchiaio di aglio in polvere
- 2 cucchiaino di Basilico
- 2 cucchiaino di sale
- 4 cucchiai di olio d'oliva
- 4 cucchiai di succo di limone

pomodoro:

- Mezzo cucchiaino di pepe nero
- 4 cucchiai di Aceto Balsamico
- 2 cucchiaio di olio d'oliva
- **16** pomodori
- 2 cucchiaio di Basilico
- 30 fette sottili di Mozzarella

Procedura:

43

1. Preriscaldare il forno a 200°C.

2. Tagliate a metà i pomodorini e adagiateli sulla teglia.
3. Ungere ogni metà del pomodoro con una miscela di aceto balsamico, olio d'oliva, succo di limone, aglio in polvere, basilico tritato, sale e pepe nero.

4. Cuoceteli in forno per 50 minuti.
5. Adagiate una delle fette sottili di mozzarella su ciascuna metà del pomodoro e fate cuocere per altri 10 minuti.
6. Metti il basilico tritato su ogni pomodoro per abbellirlo.
7. Godere il tuo pasto!

Valori nutrizionali per

Delicioso Cereal Kamut Puff

Ingredientes

Una cucharada y media. de dátiles en rodajas.
Media taza de leche de almendras caliente.
Una cucharada y media. de Pasas.
Media taza de hojaldre Kamut.
Una cucharada y media. de sirope de agave.
Una cucharada y media. de Almendras laminadas.

Dirección

1. Añadir todos los ingredientes juntos en un bol pero con excepción de la leche de almendras y mezclar.

Agrega la leche de Almendras y disfruta.
Ricos taquitos de champiñones
Ingredientes
Tres cucharadas de salsa de tomate.
Tres cucharaditas de cebolla en polvo.
Dos cucharadas de orégano.
Dos tazas de cebollas en rodajas.
Una cucharadita de tomillo molido.
Dos cucharaditas de chile en polvo.
Tres cucharaditas de sal marina.
Seis tazas de champiñones rebanados.

Dirección
Caliente su aceite de oliva con el uso de una cacerola.
Agregue la cebolla y saltee hasta que se vea ligeramente marrón.
Agregue los champiñones y saltee por unos minutos.
Agregue los condimentos.
Transfiera firmemente a las cáscaras de maíz.
Luego freír hasta que estén crujientes y disfrutar.

La Deliciosa Ensalada De Pasta Sebiana

Materiales

- Una taza de cebollas rebanadas.
- Dos paquetes de penne de espelta.
- Dos aguacates cortados en tamaños.
- Una cucharadita de sal marina.
- Media taza de aceite de oliva.
- Tres cucharadas de sirope de arce.
- Una taza de tomates secados al sol.
- Cuatro sprints de Cilantro.
- Dos cucharadas de jugo de lima recién exprimido.
- Cuatro cucharadas. de leche de almendras.

Como Hacerlo

1. Cocine la pasta según las indicaciones del fabricante.
2. Esto está escrito en el prospecto del producto.

3. Agregue toda la receta en un tazón grande.
4. Mezcle bien hasta que quede uniforme y disfrute.

Desayuno De Un Rico Batido De Papaya

Ingredientes

Un cuarto de taza de agua fría.
Un cuarto de taza de papaya fresca.
Una taza de leche de almendras.
Media cucharadita de musgo de mar
Un cuarto de taza de néctar de agave.

Preparación

1. Agregue agua y musgo de mar juntos y colóquelos en su licuadora.
2. Mezcle bien hasta que quede suave.
3. Agregue las recetas restantes a la mezcla licuada en la licuadora.
4. Vuelva a batir hasta que quede uniforme.
5. Disfrute de inmediato.

Desintoxicación De Pasta Vegetal

Las recetas de la dieta alcalina

Un Octavo de Taza de Aceite de Oliva.
Media Taza de Tomates Secos.
La mitad de cebollas en rodajas.
Una Cucharada de Leche de Almendras.
Un cuarto de cucharada de sirope de arce.
Una Pasta
Una Cucharada de Sal Marina.
Un Sprint de Cilantro.
Una cucharada de jugo de limón fresco.
Medio Paquete de Penne de Espelta.
Medios aguacates cortados a la medida.

1. Cómo preparar la dieta
2. Cocinar la pasta según las indicaciones del productor.
3. Agregue toda la receta en un recipiente grande.
4. Mezcle bien hasta que se distribuya uniformemente.

Súper Batido Verde Adelgazante De Col Rizada, Kiwi Y Manzana

Ingredientes:

2 kiwi orgánico
2 cucharada de semillas de lino
2 limón orgánico con cáscara
Cubos de hielo al gusto
2 taza de col rizada orgánica bien lavada
2 taza de agua de coco (sin azúcar)
2 manzana verde sin semillas cortada en 1/2
2   cucharada de proteína en polvo proteína orgánica a base de platas.

Método:

1. Mezclar alta velocidad en la licuadora o en el NutriBullet hasta obtener un batido de textura suave y consistente listo para beber.
2. Disfrútelo!

www.ingramcontent.com/pod-product-compliance
Lightning Source LLC
Chambersburg PA
CBHW060617030426
42337CB00018B/3090